DE

L'ŒDÈME DE LA PAROI THORACIQUE

DANS LES

PLEURÉSIES NON PURULENTES

PAR

LE Dr BARBE
Ex-interne des hôpitaux de Paris,
Membre de la Société clinique.

PARIS
G. STEINHEIL, LIBRAIRE-ÉDITEUR
SUCCESSEUR DE H. LAUWEREYNS
2, RUE CASIMIR-DELAVIGNE, 2

1885

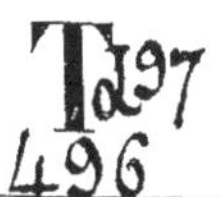

DE

L'ŒDÈME DE LA PAROI THORACIQUE

DANS LES

PLEURÉSIES NON PURULENTES

DE

L'ŒDÈME DE LA PAROI THORACIQUE

DANS LES

PLEURÉSIES NON PURULENTES

PAR

Le Dr BARBE
Ex-interne des hôpitaux de Paris,
Membre de la Société clinique.

PARIS
G. STEINHEIL, LIBRAIRE-ÉDITEUR
Successeur de H. LAUWEREYNS
2, rue Casimir-Delavigne, 2

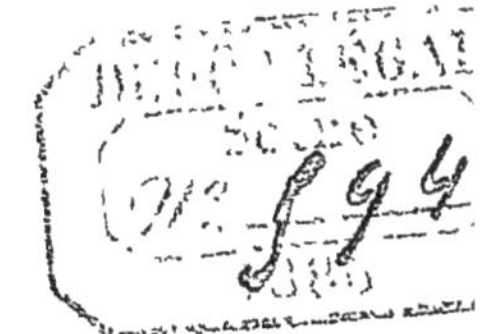

1885

DE

L'ŒDÈME DE LA PAROI THORACIQUE

DANS LES PLEURÉSIES NON PURULENTES

CHAPITRE PREMIER

INTRODUCTION

Je n'étudierai pas, dans ce petit travail, l'œdème de la paroi thoracique en général, celui que l'on peut rencontrer dans certaines affections médicales et chirurgicales du thorax. Je m'en tiendrai exclusivement à l'œdème que l'on rencontre dans les pleurésies, et surtout celui qui se montre quelquefois dans les pleurésies qui ne sont pas purulentes, point sur lequel les auteurs se sont à peine appesantis.

Avant de commencer, qu'il me soit permis d'exprimer à M. le professeur Hardy, à MM. les Drs Legroux, Lailler, Dieulafoy et Landouzy l'assurance de ma plus profonde reconnaissance pour les leçons qu'ils m'ont prodiguées et l'extrême bienveillance qu'ils m'ont toujours témoignée.

CHAPITRE II

HISTORIQUE

Depuis longtemps, l'œdème de la paroi thoracique survenant dans le cours d'une pleurésie à évolution plus ou moins chronique, ou coïncidant avec tous les signes d'un épanchement pleurétique situé du même côté que celui-ci, a été considéré comme un signe permettant d'affirmer la purulence de l'épanchement. Chomel, Andral, Cruveilhier, Giraldès, Grisolle, Rilliet et Barthez ont tous fait de l'œdème de la paroi thoracique un signe pathognomonique de la purulence d'un épanchement pleural.

Si nous parcourons les auteurs modernes et surtout l'ouvrage de celui qui a écrit sur la pleurésie purulente un traité magistral, nous y voyons l'auteur affirmer que l'œdème de la paroi thoracique a une grande valeur au point de vue du diagnostic; c'est un signe presque certain de la purulence de l'épanchement.

Si l'on compare les signes de la pleurésie purulente et ceux de la pleurésie séreuse, on voit qu'ils sont les mêmes à peu de chose près; si l'on compare les symptômes de ces mêmes maladies, on voit qu'il y a encore grande similitude, surtout si l'on considère la pleurésie purulente à marche aiguë. Plus tard, à mesure que la maladie évolue, les symptômes diffèrent. A ce sujet, je ne peux faire mieux que de citer les lignes de M. Moutard-Martin : « Dans la pleurésie séreuse aiguë, au bout de quelques jours, on voit ordinairement tout l'appareil fébrile perdre de son intensité et finir par disparaître. Dans la pleurésie purulente aiguë, la fièvre persiste malgré le traitement; l'épanchement augmente quelquefois moins rapidement que dans la pleurésie séreuse, mais d'une manière continue, quel que soit le traitement mis en usage..... Si l'on n'entrave pas la marche de la maladie par l'évacuation du liquide, les frissons se reproduisent irréguliers, la fièvre persiste, la peau reste chaude et sèche, l'appétit nul; le malade ne tarde pas à pâlir, à prendre un teint terreux....; des sueurs paraissent pendant la nuit. En examinant avec attention les parois thoraciques, on peut souvent y reconnaître de l'œdème du côté malade. »

Dans la pleurésie purulente chronique, l'œdème de la paroi se produit beaucoup plus tardivement.

« Ainsi donc, au début, rien ne distingue la pleurésie purulente de la pleurésie séreuse aiguë, ni les symptômes généraux, ni les signes locaux..... Ce n'est que plus tard, lorsque la pâleur terreuse se manifeste avec l'œdème des parois thoraciques, que l'on peut affirmer *presque avec certitude* l'existence de la pleurésie purulente. D'après les faits assez nombreux qu'il m'a été donné d'observer, l'œdème de la paroi thoracique existant au niveau d'un épanchement serait un indice *certain* de la purulence de l'épanchement. »

Cette assertion me paraît être trop absolue; l'œdème de la paroi thoracique n'est pas un indice certain de la purulence de l'épanchement. Se fier à ce signe serait s'exposer à se tromper. — D'abord, il peut manquer et il manque souvent. On ne compte plus les faits dans lesquels l'œdème de la paroi thoracique n'a pas été observé pendant tout le cours de la maladie. L'attendre, ce serait souvent agir au grand détriment du malade et ce serait plus dangereux que la piqûre inoffensive d'une aiguille nettoyée avec toutes les précautions antiseptiques. — Non seulement ce signe est infidèle, mais il est trompeur, et affirmer la nature de l'épanchement sur sa présence serait s'exposer quelquefois à se tromper. En effet, l'œdème de la paroi thoracique s'observe quelquefois dans la pleurésie non purulente. Peut-être l'observerait-on un peu plus souvent si on le recherchait; tout le monde sait la difficulté qu'il y a à rechercher l'œdème lorsque celui-ci est léger et toute l'attention qu'il faut mettre dans cette recherche, ainsi que les artifices qu'on doit employer pour le constater. Il ne s'ensuit pas qu'on doive le négliger parce qu'il existe rarement; tout signe, quel qu'il soit, ne doit pas être négligé dans cette maladie si variée par sa nature, ses symptômes, sa marche, ses causes, telle que la pleurésie.

Du reste, l'œdème de la paroi thoracique, dans les pleurésies séreuses, a été déjà signalé. M. le professeur Damaschino, dans sa thèse de concours de 1869, disait : « Ce serait une erreur de croire que cet œdème est toujours en rapport avec un épanchement pleurétique purulent. On a pu le constater à la suite d'exsudats de la cavité pleurale sans leucocytes; et alors il est dû parfois à l'extension de l'inflammation de la plèvre costale aux couches musculaires et au tissu cellulaire; parfois, quand le malade est cachectique et reste toujours couché sur le côté affecté, il n'est pas rare de voir survenir un œdème sans qu'il y ait nécessairement un empyème correspondant. Nous avons récemment observé un cas de ce genre. Il n'en est pas moins vrai que l'œdème s'observe fréquemment lorsque le pus de la cavité pleurale commence à faire saillie derrière les couches musculaires. Il peut donc aider à poser les indications thérapeutiques, lors même que la tumeur n'est pas encore saillante au dehors, à la condition, toutefois, de constater que l'œdème est limité et localisé le plus ordinairement à la base de la poitrine et présente toujours un point où se manifeste une légère élevure. Mais cet œdème n'a réellement de grande valeur que s'il s'accompagne d'autres symptômes. »

Pour M. le professeur Damaschino, l'œdème de la paroi thoracique n'est donc pas un signe pathognomonique de la purulence d'un épanchement.

Le Dr Gardin, dans une thèse passée en 1877, sur l'œdème dans la pleurésie, rapporte trois observations de pleurésie séreuse avec œdème de la paroi thoracique, observations que j'exposerai dans la suite de ce travail. Fernet et d'Heilly, dans leur article du Dictionnaire de Jaccoud, disent que la signification de l'œdème de la paroi thoracique n'est pas absolue, qu'on l'a rencontré quelquefois dans la pleurésie séreuse et chez des sujets cachectiques, du côté où avait lieu le décubitus.

Homolle dit, dans la Revue générale qu'il a publiée sur les pleurésies et leur traitement, que l'œdème des parois n'est pas un signe certain de purulence; il était très manifeste dans un cas de pleurésie récente observée par Traube, et cependant la ponction donna issue à du liquide séro-fibrineux.

Fraentzel, dans son article sur la pleurésie, publié dans *le Handbuch von Ziemssen*, décrit l'œdème du tissu cellulaire sous-cutané qu'on observe au niveau des parties déclives chez les malades très amaigris par suite de la longue durée de la maladie et qui restent couchés sur un côté. On ne doit pas, dit-il, le confondre avec l'œdème localisé de la paroi thoracique, qu'on observe tantôt sur la partie latérale du thorax ou sur un des bords du sternum et qui est symptomatique d'un exsudat purulent. Mais Fraentzel ajoute plus loin, en note, qu'il croit actuellement moins à la valeur de ce phénomène, depuis qu'il a observé un certain nombre de pleurésies séreuses avec œdème; il cite également un cas de Traube où la thoracentèse aurait amené un liquide séro-fibrineux.

M. Moutard-Martin, dans sa thèse sur les Pleurésies hémorrhagiques, rapporte des cas de pleurésies hémorrhagiques cancéreuses où l'inspection révélait un œdème de la paroi thoracique qui, au premier abord, avait pu faire penser à une pleurésie purulente. Nous exposerons plus loin les observations consignées dans la thèse de M. Moutard-Martin et où il a observé l'œdème de la paroi thoracique. Nous y joindrons une observation recueillie dans la thèse de M. Arnault de la Ménardière sur le Cancer de la plèvre. Enfin, je publierai trois observations plus récentes, l'une observée dans le service de M. le Dr Dieulafoy et publiée par mon collègue et ami Binet, dans son Mémoire inséré dans les *Archives de médecine*, sur les pleurésies ponctionnées dans le service de M. le Dr Dieulafoy dans l'année 1883; une seconde, suivie en ville par M. le Dr Dieulafoy lui-même, et une troisième observée par moi, cette année, dans le service du même médecin, à propos de laquelle mon attention fut attirée sur cette particularité singulière et au sujet de laquelle je fis les quelques recherches bibliographiques que je viens d'exposer (1).

CHAPITRE III

OBSERVATIONS

Observation I.

Pleurésie séreuse avec œdème de la paroi thoracique (Thèse de Gardin). — Observation due à l'obligeance de M. Tapret et recueillie à l'Hôtel-Dieu dans le service du Dr Oulmont, suppléé par M. Hayem.

Le nommé S..., âgé de 40 ans, entre à l'Hôtel-Dieu dans le

(1) M. le professeur Hardy m'a dit avoir observé, dans le courant de l'année 1883, une pleurésie avec œdème de la paroi thoracique; le malade sortit guéri sans avoir été ponctionné; ce qui n'aurait pas eu probablement lieu si l'épanchement avait été purulent.

service de M. Oulmont, salle Saint-Raphaël, n° 6, le 22 août 1874. Né de parents indemnes de toute diathèse, il n'a jamais été sérieusement malade.

Il y a six jours, après être resté mouillé toute une après-midi, il se sentit mal à l'aise le soir. La nuit, il fut tourmenté par une violente douleur siégeant sous le mamelon gauche. Le lendemain, il lui fut impossible de travailler; il était brisé, courbaturé; il frissonnait à chaque instant.

Il était de plus incommodé par un chatouillement continuel de la gorge, provoquant le besoin de tousser. Cette toux exaspérait son point de côté et inquiétait le malade plus que tout le reste. Bientôt il se plaignit de gêne respiratoire; celle-c s'accrut de jour en jour; aussi, désespérant une prompte guérison, il vint à l'hôpital demander des soins.

État du malade à son entrée : fièvre légère, aucun phénomène grave. Bouffissure assez marquée de la face. Coloration violacée des lèvres. Battements des ailes du nez. Respiration fréquente et courte. Le point de côté a disparu pour faire place à une sensation de plénitude, de compression thoracique. La poitrine, à gauche, ne paraît pas respirer. Les espaces intercostaux sont agrandis. *Ils sont masqués en partie par un œdème considérable occupant les trois quarts inférieurs de ce même côté.* En avant, près du sternum, il semble que certaines veines ascendantes soient un peu dilatées.

Les vibrations thoraciques sont complètement abolies. Du haut en bas de la poitrine, la matité est presque absolue. Un bruit skodique très accusé existe cependant au niveau de la clavicule. Le murmure vésiculaire n'est plus perceptible que dans les régions sus-épineuse et sous-claviculaire. Un souffle voilé et lointain s'entend dans toute l'étendue de la matité.

A la limite supérieure de la matité, la voix est nettement chevrotante. Le cœur est fortement refoulé à droite.

En résumé, ce sont là tous les sièges d'une pleurésie gauche avec épanchement très abondant. L'œdème des parois thoraciques fait tout d'abord naître quelques doutes sur la nature séro-fibrineuse de cet exsudat. M. Hayem, s'appuyant sur l'absence de tout phénomène d'hecticité, se prononce en faveur d'un épanchement considérable; il regarde l'œdème de la paroi comme étant de cause purement mécanique (gêne probable dans la circulation des veines intercostales gauches avant leur abouchement dans l'azygos).

On tire immédiatement, par la ponction, 5 litrès d'un liquide séro-fibrineux et il en reste dans la plèvre. Le malade fut immédiatement soulagé. Le lendemain, l'œdème avait déjà presque entièrement disparu. Des frottements pleuraux, fins et nombreux, annoncèrent, les jours suivants, la résorption du liquide. La guérison fut complète en trois semaines. La maladie avait duré un mois.

Résumé. — Pleurésie séro-fibrineuse avec œdème de la paroi thoracique. La thoracentèse donne cinq litres de liquide. Le lendemain, l'œdème avait presque complètement disparu.

Observation II.

Pleurésie séreuse avec œdème de la paroi thoracique (Thèse de Gardin). — Observation due à l'obligeance de M. Bulteaux, interne des hôpitaux, et recueillie dans le service du Dr Guyot, à l'hôpital Beaujon.

Le nommé L..., âgé de 36 ans, entre à l'hôpital Beaujon dans le service du Dr Guyot, salle Saint-Jean, nº 24, le 8 février 1877. Il est né dans le Calvados. Sa mère est morte de la poitrine à l'âge de 50 ans. Depuis deux ans il est sujet aux bronchites. Il est malade depuis onze jours seulement; il a eu des frissons, un point de côté à droite. Il a des sueurs nocturnes abondantes.

État actuel : Le malade est pâle, amaigri et d'une constitution débilitée. A la percussion, matité en arrière dans les deux tiers inférieurs du poumon droit; la respiration ne s'entend pas à la base; légère égophonie; pas de souffle pleural, pas de dyspnée. T. 38°,8 le soir.

Dagnostic : Pleurésie aiguë à droite avec léger épanchement à la base.

Traitement : huit ventouses scarifiées, un vésicatoire. Un julep avec oxymel scillitique de 30 gr. Chiendent nitré. T. soir, 39°,6.

11 février. L'égophonie persiste sans souffle pleural. L'épanchement n'augmente pas. Traitement, poudre de Dower, 0,25. T. soir, 39°,6.

Le 12. La respiration s'entend presque partout. L'épanchement semble avoir diminué. T. soir, 38°,2.

Le 13. On a levé le malade dans la journée sous prétexte de faire son lit; il a pris froid, et le soir nous le trouvons un peu oppressé. Sibilances et ronchus disséminés dans les deux poumons. T. soir, 39°,4.

Le 15. T. 40°,2 le soir. P. 150 pulsations. Oppression. On n'entend la respiration ni à la base droite, ni dans l'aisselle.

Le 17. Un verre d'eau de Pullna. T. soir, 40°,2. R. 32. P. 135 pulsations. Matité en arrière dans les deux tiers inférieurs de la poitrine et dans l'aisselle se continuant en avant jusqu'à trois ou quatre travers de doigts de la clavicule droite.

Le 18. Potion de Todd. 100 gr., julep diacode.

Le 19. La dyspnée augmente. Matité dans toute l'étendue du poumon droit. *Œdème de la paroi thoracique à la base droite* de la poitrine et un peu en arrière de la ligne verticale axillaire. La plaie du vésicatoire est enflammée, grisâtre, et c'est sur la limite de cette plaie que s'est produit l'œdème. La tuméfaction de la paroi thoracique témoignerait-elle d'un épanchement purulent dans la plèvre ou serait-elle due purement et simplement à l'inflammation de la plaie du vésicatoire?

Le 21. Thoracentèse avec l'appareil Potain, dans le septième espace intercostal, dans la ligne axillaire. On retire un litre de liquide séreux, limpide, transparent; l'examen au microscope fait constater la présence d'un très petit nombre de globules purulents. Le malade est peu soulagé. La dilatation est très manifeste du côté droit. Elle dépasse de 0,09 la demi-circonférence du côté gauche. L'œdème semble avoir augmenté et pourtant la plaie du vésicatoire est presque guérie. Le malade est très affaibli. M. Guyot remet au lendemain une nouvelle ponction. Le malade meurt presque subitement à la suite d'une syncope dans la journée.

Autopsie : La cavité pleurale contient trois litres environ d'un liquide louche, séro-purulent ; on y trouve au microscope une quantité considérable de globules purulents. L'ammoniaque le rend légèrement filant. Les deux feuillets de la plèvre sont considérablement épaissis, tapissés par un grand nombre de fausses membranes. Le poumon est ratatiné, réduit presque au volume du poing, refoulé contre la paroi postérieure et supérieure du thorax, accolé à la colonne vertébrale. La languette de la base du poumon droit qui, à l'état normal, est logée dans le sinus costo-diaphragmatique, est adhérente au diaphragme et divise à la manière d'une cloison verticale antéro-postérieure la cavité pleurale en deux cavités secondaires communiquant l'une avec l'autre. Pas de tubercules. Hypertrophie du foie.

Réflexions. — L'interprétation de l'œdème dans cette circonstance ne paraît pas chose facile. M. Guyot l'attribua à la plaie enflammée du vésicatoire. C'est qu'en effet l'œdème siégeait précisément à la périphérie de celle-ci. Mais l'observation nous dit aussi que la plaie était presque guérie, que *l'œdème persistait toujours* et même, dit M. Bulteau, qu'il semblait avoir augmenté; ce qui serait une raison pour le placer dans la catégorie des œdèmes accompagnant la pleurésie et relevant d'elle.

Si l'on admet cette conclusion, il faut faire cette remarque que l'œdème existait avant que l'épanchement devint purulent; remarque qui a sa valeur, puisqu'elle nous permet de placer cette observation à côté des précédentes. Suivant M. Bulteau, la purulence de l'épanchement qui se manifeste consécutivement à la ponction, paraissait devoir être rapportée plutôt au mauvais état général du malade, qu'à la thoracentèse.

Observation III.

Pleurésie sereuse avec œdème de la paroi thoracique.
(Thèse de Gardin.)

Menant (Jules), employé de commerce, âgé de 30 ans, entre le 28 janvier 1877, dans le service de M. le professeur Hardy, à la Charité, salle Saint-Charles, n° 15. Il y a neuf ans, le malade fit à Cayenne un séjour de trente mois. Il y fut atteint de fièvre intermittente. Guéri de cette fièvre, il eut une albuminurie avec anasarque. Il se remit rapidement. En 1870, il contracta en France la syphilis ; les accidents secondaires se sont manifestés. Cet homme tousse les hivers, au moindre froid il est pris de bronchite.

Au mois de juin de l'année dernière, il allait se mettre à table quand subitement, sans raison, il tombe en syncope, rejetant par la bouche du sang en abondance, par un mécanisme analogue au vomissement. Il nie d'abord, mais déclare plus tard avoir eu à la suite de cet accident des selles hémorrhagiques. M. Hardy, en face de cette syncope, en l'absence de crachats sanglants après l'hémorrhagie, se croit autorisé à penser qu'il s'est agi d'une hématémèse.

Quoi qu'il en soit, le malade ne change en rien son genre de vie habituel. Il se livre à des excès sexuels, alcooliques et autres. Une nouvelle hémorrhagie le frappe dans des circonstances analogues à celles de la première.

Le 28 janvier, il entre à la Charité. Il se plaint de ressentir depuis dix jours de la fièvre avec frisson quotidien apparaissant vers trois heures de l'après-midi. En même temps il avait une douleur au côté droit de la poitrine. Il tousse et souffre d'une céphalalgie frontale exacerbante. Il est pâle, cachectique et bouffi ; ses chairs sont molles, tremblantes sous le doigt. Et cependant pas d'œdème, pas d'albuminurie appréciable.

Examen de la poitrine : En avant et des deux côtés, signes de bronchite, râles ronflants, bruits musicaux. En arrière, à droite et au sommet, les vibrations thoraciques sont augmentées. Dans la moitié inférieure elles sont absentes. Dans cette zone la matité est complète. La respiration est faible en haut, nulle en bas. A ce niveau on perçoit des frottements abondants, indiquant la présence de fausses membranes. On n'entend pas d'égophonie. L'examen du côté gauche ne livre à l'observation que des râles de bronchite.

M. Hardy annonce un épanchement pleurétique de médiocre volume. L'augmentation des vibrations thoraciques au sommet droit se rattache au refoulement du poumon et à sa condensation sur ce point. Malgré le siège de la pleurésie, malgré les antécédents du malade, la tuberculose ne peut être que présumée. M. Hardy ordonne de placer un vésicatoire au côté droit.

P. 100. T. matin 39°.

28 janvier soir, T. 38°8.

Le 29. T. 37° matin, 39°5 soir.

Le 30. T. 38° — 39° —

Le 31. T. 38°8 — 39°8 —

De plus, on constate que les urines contiennent une grande quantité d'acide urique. Le soir de ce jour, la température du malade s'élève, sa peau est brûlante. L'épanchement augmente, la matité est complète dans presque tout le côté droit, tant en avant qu'en arrière. Il y a de l'égophonie dans les deux tiers postérieurs de la poitrine. La respiration s'entend encore dans la moitié supérieure. L'épanchement paraît être plutôt en nappe qu'en masse.

1er février. T. 39° matin, 39°2 soir.

Le malade a moins de malaise et de dyspnée.

Le 2. T. 38° matin, 39° soir.

Le 3. T. 38°6 — 40° —

Le 4. T. 39°4 — 40° —

Le 12, exacerbation brusque de la pleurésie. T. 40° le matin, 39°5 le soir. La peau est brûlante, l'abattement considérable, la dyspnée vive. La matité est complète du côté droit.

Le 13. T. 39°8 matin, 39°4 soir. Les symptômes se sont encore aggravés. Le malade présente un peu d'ascite depuis quatre jours. La voix est entrecoupée, un peu de subdelirium apparaît, état subsyncopal et décubitus latéral droit semi-orthopnéique. L'étouffement devient menaçant. Le pouls est à 136. M. Renaut pratique la thoracentèse et retire 300 grammes de liquide séro-fibrineux ; il arrête l'opération, ne voulant que parer à l'étouffement.

Le 14. T. 38°7 matin, 39° soir. L'asphyxie est encore menaçante. M. Renaut retire de nouveau 800 grammes d'un liquide séro-fibrineux un peu sanguinolent. La bronchite s'est accentuée à gauche ; il y a des râles sibilants nombreux et des bulles humides de ce côté dans toute la hauteur. *Œdème de la paroi thoracique à droite.* Cet œdème est accompagné d'élargissement et de fluctuation des espaces intercostaux. Ces signes indiquent une énorme augmentation de l'épanchement. En même temps on constate, mais faiblement, une ascite de moyenne intensité.

Le 15. T. 38 matin, 38°6 soir. Le malade est très affaissé et craint une défaillance. Il meurt lentement pendant la nuit avec les symptômes de l'asphyxie.

Autopsie pratiquée par M. Renaut, vingt-quatre heures après la mort. La paroi thoracique droite est infiltrée, œdémateuse. On retire *trois litres* environ d'un liquide séreux avec des flocons fibrineux. On trouve à peine un peu de pus au fond de la cavité pleurale. La plèvre est rouge, ramollie, parsemée de membranes molles et blanchâtres. Le poumon droit, ratatiné, est appliqué contre la colonne vertébrale ; il est rouge vineux à la coupe, carnifié. Le poumon gauche était fixé par des adhérences pleurales, on n'y trouve pas trace de tubercules. Abdomen : environ trois litres de liquide épanché. Foie granuleux à l'extérieur, diminué de volume. C'est une cirrhose vulgaire à la première période. Rate triplée de volume.

Ainsi le diagnostic pleurésie sans tubercules a été confirmé. Il faut relever aussi la présence de l'œdème de la paroi thoracique avec un épanchement séro-fibrineux.

Observation IV.

Pleurésie hémorrhagique. — Observation recueillie par M. Binet, interne des hôpitaux, dans le service de M. le docteur Dieulafoy. *Œdème de la paroi thoracique.*

Jourd... (Jacques), 63 ans, journalier, sans antécédents héréditaires, a joui d'une bonne santé jusqu'en mars dernier. A cette époque, il commence à tousser. Il n'a pas de point de côté, mais seulement de la douleur entre les épaules. Expectoration spumeuse, difficile. Il continue à travailler jusqu'au mois de mai. Mais la faiblesse augmente, la respiration est courte, inappétence ; il s'alite vers le 10.

Le 26, il entre à Saint-Antoine, chez M. le Dr Mesnet. On constate alors une congestion pulmonaire intense et *un grand épanchement pleural à gauche*. Le malade est très amaigri, faible, d'une teinte terreuse; œdème des membres inférieurs et *léger œdème de la paroi thoracique*. En présence de ces signes, l'épanchement est considéré comme probablement purulent et le malade passe le 11 juin chez M. Dieulafoy (Andral, 2), pour y subir un traitement en conséquence, canule à demeure et lavages.

Les signes présentés alors sont les suivants : à gauche, matité complète et absolue ; en arrière, absence de vibrations ; en avant, matité jusqu'à deux travers de doigts environ de la clavicule ; pas de skodisme. Absence de souffle et d'égophonie, abolition du murmure vésiculaire. La pointe du cœur bat sous le bord droit du sternum. L'épanchement dépasse donc deux litres, la thoracentèse est urgente. Ponction avec l'aspirateur Dieulafoy, aiguille n° 2 ; on retire 800 centimètres cubes d'un liquide franchement hémorrhagique ; on s'arrête à cause des quintes de toux.

Le liquide hématique de la ponction renferme environ cinq à six mille globules rouges par millimètre cube et 0.52 de fibrine (p. 800).

Les jours suivants, grande amélioration dans l'état du malade. Puis le liquide augmente un peu et l'état général s'en ressent. Nouvelle ponction le 19, on retire 500 centimètres cubes d'un liquide moins hématique, fibrine 0.39 (p. 500) ; des quintes de toux obligent encore à suspendre l'écoulement. Dès lors l'amélioration s'accentue, le liquide décroît et a complètement disparu à la fin du mois.

Pendant le mois de juillet, on perçoit seulement des frottements à la base gauche, avec obscurité de son à la percussion. Les forces, l'embonpoint et l'appétit sont complètement revenus.

Exéat. Guéri le 26 juillet. Nous avons revu ce malade au mois d'octobre ; il était très bien portant et présentait encore quelques frottements à la base gauche.

Observation V.

Pleurésie hémorrhagique avec œdème de la paroi thoracique. — Observation due à l'obligeance de mon maître, M. le Dr Dieulafoy.

M. L..., âgé de 50 ans, est atteint d'une pleurésie gauche. Les débuts de la maladie ont été fort insidieux. Il n'y a eu ni frissons, ni point de côté, ni fièvre vive; graduellement l'appétit a diminué, les forces ont décliné et l'oppression a fait quelques progrès. Malgré ces symptômes, M. L... a continué de vaquer à ses occupations.

La pleurésie ayant été constatée trois semaines après ce début insidieux, on a successivement appliqué trois vésicatoires qui n'ont amené aucun soulagement. La faiblesse et l'amaigrissement font de sensibles progrès.

Je vois le malade deux mois après le début des accidents, je le trouve pâle et affaibli, et, au premier abord, je ne peux me défendre de l'idée d'un cancer. La matité est considérable du côté gauche de la poitrine; le cœur est dévié jusqu'au bord droit du sternum. A l'auscultation, on constate que le murmure vésiculaire a complètement disparu dans toute la région occupée par l'épanchement, mais il n'y a ni souffle, ni égophonie, ni pectoriloquie aphone. Les vibrations thoraciques sont diminuées, mais n'ont pas complètement disparu. On constate dans l'*aisselle gauche et dans la région thoracique voisine un œdème assez accusé.*

J'évalue à deux litres la quantité de liquide épanché e j'hésite, quant à la nature du liquide, entre une pleurésie purulente et une pleurésie hémorrhagique. L'œdème de la paroi ne m'engage pas à formuler d'une manière précise le diagnostic de pleurésie purulente, car j'ai plusieurs fois constaté l'*œdème thoracique dans des cas de pleurésie hémorrhagique.*

Le 7 juin 1883, la thoracentèse étant urgente, je pratique

l'aspiration avec l'aiguille n° 2. En pénétrant dans le thorax je sens que mon aiguille traverse une plèvre épaissie et indurée et je retire un litre de liquide franchement hémorrhagique. Selon mon habitude, et conséquent avec les préceptes que j'ai posés, j'arrête l'écoulement après un litre de liquide et le malade n'éprouve pas la plus légère quinte de toux. Cette opération est faite avec l'assistance de mon confrère M. le Dr Gáget. Le liquide retiré de la plèvre se coagule très rapidement et M. L... éprouve un soulagement notable.

Le 29. La quantité de liquide est évaluée à 1,200 gr. ; je pratique une deuxième aspiration et je retire un litre de liquide franchement sanguinolent.

13 juillet. L'état du malade s'est amélioré et l'appétit commence à revenir ; mais le liquide s'est en partie reformé. J'évalue l'épanchement à 1,200 gr. Je pratique une troisième aspiration et je retire un litre de liquide sanguinolent.

Le 20. Bien que l'état général soit meilleur, le liquide continue à se reformer et j'évalue encore à 1,200 gr. la quantité de liquide épanché. Je pratique une quatrième aspiration et, cette fois, je constate que le liquide a perdu sa coloration franchement hémorrhagique et n'a plus qu'une teinte rosée.

Le 27. Le malade se lève tous les jours et se sent mieux ; mais le liquide se reforme encore. J'évalue à un litre la quantité du liquide pleural. Je pratique une cinquième aspiration et je retire 900 gr. d'un liquide qui a perdu toute teinte hémorrhagique et qui est séro-fibrineux.

3 août. L'évaluation de la quantité du liquide épanché devient très difficile. Le cœur ne revient pas à sa position normale ; la submatité thoracique persiste après comme avant la thoracentèse ; aussi est-ce très approximativement que j'évalue à 800 gr. le liquide épanché. Je pratique une sixième aspiration et je retire près de 800 gr. d'un liquide décoloré et fibrineux.

Le 10. Je pratique l'aspiration pour la septième fois et je ne retire plus que 600 gr. d'un liquide décoloré.

30 septembre. L'amélioration ne s'est pas démentie; le liquide est en petite quantité et une dernière aspiration ne donne issue qu'à 350 gr. de liquide. A dater de cette époque, le liquide ne s'est plus reproduit.

Observation VI.

Pleurésie séro-fibrineuse avec œdème de la paroi thoracique.
(Observation personnelle.)

G... (Isidore), âgé de 47 ans, journalier, entra, le 26 février 1884, dans le service de M. le Dr Dieulafoy. Cet homme aurait eu une attaque de choléra à l'âge de 18 ans; depuis cet âge, il est sujet à des éruptions d'eczéma chronique.

En 1878, il se fractura le maxillaire inférieur et plusieurs côtes. Le 20 novembre 1883, il tomba sur un trottoir et se fractura la cuisse gauche. Entré dans le service de M. le Dr Delens, à l'hôpital Saint-Antoine, il fut placé dans une gouttière de Bonnet. Guéri dans le mois de janvier 1884, il fut envoyé à Vincennes.

Là, à la suite d'un bain, il se refroidit, fut pris de fièvre le soir, avec sueurs pendant deux nuits consécutives. Pas de frisson, ni de point de côté. Deux ou trois jours après, il se mit à tousser. Huit jours après, l'état du malade s'étant aggravé, des accès de toux qui duraient plus d'une heure étant survenus avec une dyspnée très intense, il dut garder le lit. Fièvre assez vive. Le 22 février, on le transporta à l'infirmerie de l'Asile; le 26, on le renvoya à l'hôpital Saint-Antoine, dans le service de M. le Dr Delens. De là il passa en médecine, dans le service de M. le Dr Dieulafoy, le 27 février au soir.

27 février soir. T. 40°. Oppression vive. Toux sèche qui fatigue beaucoup le malade. A la percussion, on trouve une matité absolue jusque dans la fosse sus-épineuse du côté gauche; en avant, la matité remonte jusque sous la clavicule. Aboli-

tion du murmure vésiculaire; souffle à l'expiration dans la fosse sous-épineuse. Pas d'égophonie. Abolition des vibrations thoraciques. Le cœur bat à droite du sternum.

Thoracentèse d'urgence le soir même. En palpant les espaces intercostaux pour pratiquer l'opération, je constate un *empâtement œdémateux situé sur la partie latérale du thorax, depuis la partie inférieure du creux de l'aisselle jusqu'à la base du thorax.* La peau garde l'empreinte du doigt; la ponction est faite avec l'aiguille n° 2 de l'aspirateur Dieulafoy, dans le septième espace intercostal, et je retire 1,000 gr. d'un liquide dont il me fut difficile de préciser la nature, le soir, à la lumière d'une bougie.

Le 28, matin. Je constate un liquide séro-fibrineux dans le bocal où j'ai reçu le produit de la ponction. Caillot fibrineux à peine rosé. Le cœur est revenu sous le sternum, mais la matité remonte toujours jusque sous la clavicule. L'oppression a diminué et la température a baissé à 39°. Une seconde ponction d'un litre est pratiquée; à cette occasion, je constate que l'œdème a presque disparu.

Le 29. Le liquide s'est reformé en partie et est évalué par M. le Dr Dieulafoy à près de trois litres. Troisième ponction.

2 mars. Amélioration. 39°. Peu de dyspnée.

Le 3. Le liquide est évalué à 1,600 gr.

Le 7. Évaluation du liquide, 1,500 gr.

Le 8. Dernière ponction de 900 gr.

Le 11. Submatité dans le tiers supérieur du poumon gauche. Respiration soufflante à ce niveau.

Le 13. Le liquide qui reste est évalué à 600 gr. environ.

Le 14. Gros frottements en avant de l'aisselle.

Le 16. Le malade pâlit, perd ses forces et se plaint de sueurs excessives la nuit. Viande crue et vin de quinquina.

23 avril. La toux persiste. Sueurs abondantes. Respiration soufflante au sommet gauche. La sonorité est revenue à la base où l'on entend de gros frottements.

3 mai. Au sommet gauche, en arrière, on entend des craquements secs. Solution arsenicale.

Le 21. Les forces reviennent peu à peu ; un peu de diarrhée de temps en temps.

13 juin. Le malade va en convalescence à Vincennes.

Observation VII

Epanchement séro-sanglant d'origine cancéreuse. Paracentèse. Mort. — (Thèse de M. Arnault de la Ménardière.) *Œdème de la paroi thoracique.*

F..., âgé de 63 ans, peintre en bâtiments, entre le 25 mai 1850, salle Saint-Félix, n° 14. En 1848, pleurésie à la suite de laquelle il s'est très bien rétabli. Au commencement de mai 1850 le malade, à la suite d'un excès de fatigue, a été pris le soir, en rentrant chez lui, d'un frisson et d'un point de côté situé en dehors et en arrière du mamelon droit. Ce point de côté ne l'a pas empêché de travailler encore quelque temps, mais depuis cinq jours il a été obligé de quitter toute occupation.

A son entrée, respiration haletante, pouls à 108. Tous les signes d'un vaste épanchement du thorax, douleur à la partie latérale et inférieure de la poitrine s'irradiant dans l'épaule, vibrations thoraciques presque nulles, souffle rude presque métallique, bronchophonie. Les émissions sanguines, les vésicatoires, les purgatifs, le calomel jusqu'à salivation sont successivement employés sans le moindre amendement. Le nombre des pulsations s'élève à 134, la respiration devient de plus en plus courte, les forces du malade vont toujours s'affaiblissant. Enfin le 10 juin le pouls est à 130; *de l'œdème, déjà depuis quelques jours, s'est manifesté dans toute la partie droite de la base du thorax*, et le malade est pris d'une douleur très vive et subite de la partie affectée, ce qui rend la respiration plus courte encore. Après avoir hésité longtemps, à cause de la débilité de l'individu, M. Andral, en désespoir de cause, se résout enfin à faire l'opération.

La thoracentèse est pratiquée avec les précautions indiquées. Sortie de 1.100 grammes de sérosité sanglante, ce qui fait redouter une lésion artérielle. Pendant l'écoulement du liquide, la main placée sur les parois thoraciques a perçu un gros frottement manifeste.

La matité après l'opération était telle qu'avant, le souffle n'a pas été modifié, l'absence du murmure respiratoire est restée partout complète, et cependant le malade s'est senti un peu soulagé. L'agonie commence le soir et le malade meurt dans la matinée,

A l'autopsie, on trouve une dégénérescence encéphaloïde fongueuse qui explique l'origine du liquide sanguinolent retiré par la paracentèse. La poitrine examinée, montrait d'ailleurs que nul vaisseau n'avait été lésé. La plèvre pulmonaire, épaissie et fongueuse, appliquait le poumon ratatiné sur la colonne vertébrale; la cellule cancéreuse a été retrouvée dans les matières qui se rencontraient encore dans le médiastin, la plèvre droite et dans un seul ganglion mésentérique.

Observation VIII.

Pleurésie hémorrhagique. Cancer secondaire de la plèvre (Thèse de R. Moutard-Martin). *Œdème de la paroi thoracique*. Résumé.

F..., 51 ans, entre le 27 mars 1877, salle Saint-Louis, 26. Pas d'antécédents tuberculeux ni cancéreux. Il y a onze jours le malade a pris un refroidissement à la suite duquel est survenu un point de côté à gauche, mais il toussait depuis quinze jours. Pas de frisson, ni de vomissements. Deux jours après avoir pris ce refroidissement, C. F... souffrit d'une dyspnée violente. Il dut cesser son travail et entrer à l'hôpital huit jours après.

Le 28. Etat actuel. Voussure de la paroi thoracique gauche. Matité remontant en arrière jusqu'à l'épine de l'omoplate, en avant jusque sous la clavicule. Le murmure vésiculaire s'entend au niveau de la gouttière costo-vertébrale dans toute son étendue. En dehors de la gouttière, souffle expiratoire. Pas d'égophonie manifeste.

Le cœur est déplacé et bat au creux épigastrique.

Le 29. On retire 4 litres et demi d'un liquide coloré en rouge. Soulagement notable.

3 avril. L'épanchement a augmenté et est aussi étendu qu'à l'entrée.

Le 5. L'épanchement diminue. Etat général toujours satisfaisant.

Le 9. L'épanchement s'est reproduit. Le cœur est de nouveau déplacé, la pointe bat au creux épigastrique. Dyspnée. R. 40.

Le 11. Deuxième ponction. On retire 3 litres 80 centilitres d'un liquide plus coloré que la première fois. Le malade respire plus facilement.

4 juin. L'état du poumon ne s'est pas modifié depuis un mois. Le malade se plaint d'un point de côté violent sur la ligne axillaire. Il maigrit beaucoup, ses traits s'altèrent. Pas d'appétit. Transpiration la nuit. *Œdème limité de la paroi thoracique avec légère dilatation veineuse.*

Le 22. On pratique deux ponctions : la première donne 160 grammes d'un jaune foncé; la deuxième, faite un peu en avant, donne 250 grammes d'un liquide très coloré. L'œdème de la paroi thoracique gauche s'étend à la région lombaire. Sueurs nocturnes.

Mort le 26.

Autopsie. On trouve à la périphérie du poumon gauche des noyaux cancéreux de différents volumes. Pleurésie cloisonnée. La plèvre pariétale est farcie dans toute son étendue de noyaux cancéreux, les uns isolés, les autres réunis en masse. On trouve également quelques petits noyaux dans les parties molles situées à la face interne des côtes et des espaces intercostaux dont ils compriment visiblement les vaisseaux et les nerfs.

Cancer du rein droit.

Observation IX.

Pleurésie hémorrhagique. Cancer du poumon et de la plèvre droite. Cinq ponctions. Mort. (Thèse de R. Moutard-Martin.)

Caz..., journalier, 55 ans, entre le 16 juillet 1877, dans le service de M. Delpech.

Pas de maladie antérieure. L'affection actuelle date de trois mois. Elle débuta d'une façon insidieuse par un point de côté à droite et une certaine gêne de la respiration. L'appétit diminua un peu, les forces s'amoindrirent insensiblement et la dyspnée augmenta. Trois semaines seulement avant son entrée dans nos salles, il fut forcé de quitter son travail. A cette époque, le malade éprouva une sensation pénible au niveau du mamelon droit avec un point correspondant à peu près à l'angle inférieur de l'omoplate en arrière.

Il fut pris de temps en temps de frissonnements de peu de durée, sans chaleur, ni sueurs consécutives. Bientôt il lui fut impossible de monter un escalier. En face de cette aggravation des symptômes, il se décida à entrer à l'hôpital.

Voussure considérable de la poitrine à droite. Le foie est abaissé. A la percussion matité absolue partout, même sous la clavicule. A l'auscultation, silence à la base du poumon, dans le tiers supérieur on entend un souffle éloigné.

3 août. Au bout de quelques jours on fait une première ponction, 2 litres et demi de liquide franchement sanglant.

Après la ponction, soulagement immédiat. Le lendemain, il rend des crachats sanglants.

Le 21. Depuis quinze jours, le malade se plaint de douleurs profondes dans la poitrine. L'épanchement se reforme.

Deuxième ponction, 2,700 grammes de liquide rouge brun.

6 septembre. Matité complète en arrière. Un peu d'*empâtement de la paroi thoracique droite*. Troisième ponction, 2 litres et demi d'un liquide couleur marc de café.

Le 14. Il y a de la suffocation, le pouls est petit, pressé. *Œdème notable de la paroi thoracique.*

Le 17. Quatrième ponction. Un litre et demi de liquide, moins coloré que les autres fois, est extrait de la plèvre. Pouls faible. Etat qui va en s'aggravant jusqu'au 25.

Le 25. Cinquième ponction. Œdème considérable de la paroi. On retire deux litres de pus mêlé de sang.

Mort le 28.

Autopsie. La plèvre, très épaissie au niveau de ses deux feuillets, n'est pas cloisonnée. On ne remarque aucun noyau cancéreux sur la plèvre pariétale ou viscérale ; mais la coupe du poumon montre des masses du volume d'une noisette disséminées dans son parenchyme.

Réflexions. — On remarquera que dans ce cas l'œdème s'est montré avant la troisième et la quatrième ponction qui ont fourni un liquide hémorrhagique. Ce n'est que la cinquième thoracentèse qui a donné du pus.

CHAPITRE IV

DESCRIPTION DE L'ŒDÈME DE LA PAROI THORACIQUE DANS LES PLEURÉSIES SÉREUSES.

Après avoir exposé les observations de pleurésies non purulentes où l'œdème thoracique a été constaté, nous résumerons en quelques lignes les caractères principaux de cet œdème, tels qu'ils ont été rapportés dans les cas cités plus haut; puis nous chercherons à montrer sa pathogénie, sa valeur diagnostique et pronostique.

Avant tout faisons remarquer que pour reconnaître l'œdème dans cette région, surtout quand il est peu accusé il faut apporter dans l'examen du thorax la plus scrupuleuse attention. Nous ne nous arrêterons pas sur les différents moyens indiqués pour le reconnaître ; le pincement de la peau entre le pouce et l'index, de façon à déterminer un double godet séparé par une arête dans le cas où il y a œdème, est un des meilleurs. Il est bon d'examiner par comparaison le point correspondant du côté opposé.

Pour cette raison qu'il est situé sur une des parties latérales du thorax, il peut plus facilement passer inaperçu ; aussi est-il bon de soulever le bras du malade de façon à mettre cette région complètement à découvert.

Cet œdème était situé à la partie inférieure du thorax, remontant plus ou moins haut, quelquefois occupant les trois quarts inférieurs de la région comme dans l'observation I, et dans l'observation de M. Dieulafoy où il avait gagné l'aisselle.

Cet œdème ne présentait aucun changement de coloration des téguments ; il était plus ou moins diffus et accompagné dans quelques cas d'un début de dilatation veineuse supplémentaire, comme dans l'observation I, où il y avait en avant près du sternum quelques veines ascendantes dilatées. Cette dilatation était plus marquée dans les pleurésies cancéreuses, où les veines étaient comprimées par les tumeurs situées sur la plèvre périétale ou dans le médiastin.

Dans les observations rapportées plus haut, l'œdème était en général indolore, sauf dans les œdèmes symptomatiques de cancer, parce qu'à la compression veineuse se joignait celle des nerfs intercostaux. Pour Hardy et Béhier, l'œdème douloureux des parois thoraciques est pathognomonique du cancer.

Si nous comparons cet œdème avec celui qui est symptomatique d'une pleurésie purulente, nous voyons quelques différences, bien peu marquées, et qui ne sont pas suffisantes pour entraîner une certitude absolue sur la nature d'un épanchement pleural.

Il est souvent plus limité, situé le plus souvent au-dessous et au niveau du bord postérieur de l'aisselle, quelquefois douloureux à la pression et accompagné parfois d'une dilatation veineuse supplémentaire. Mais, je le répète, ces signes ne sont pas suffisants pour faire affirmer la purulence d'un épanchement.

Par contre, lorsque l'épanchement tend à se faire jour au dehors par la paroi thoracique, lorsque l'œdème tend à se limiter en un point pour former une tuméfaction acuminée, plus rénitente que les parties voisines, un peu douloureuse au toucher; lorsque celle-ci devient élastique, fluctuante, dépressible, lorsque par la pression on parvient à la faire disparaître pour la voir se reformer sous l'influence de la toux ou d'un effort, alors cet œdème devient pathognomonique de la pleurésie purulente. Mais, encore une fois, cet œdème ne présente pas toujours des caractères aussi tranchés ; il reste diffus pendant tout le cours de la maladie. Souvent il manque complètement.

Avant de terminer ce chapitre, faisons remarquer que dans les observations relatées plus haut, l'œdème thoracique s'est montré en général dans la période d'état de la maladie, qu'il coïncidait toujours avec un épanchement assez abondant de deux litres au moins, le plus souvent de trois, quatre et même cinq litres de liquide ; qu'il augmentait même à mesure que la quantité de l'épanchement s'élevait et enfin qu'il disparaissait rapidement avec la soustraction du liquide.

En présence de cet œdème on pourrait faire quelques objections.

Quelquefois, après la thoracentèse, il se forme de l'œdème au niveau du point ponctionné. Cette particularité, qui n'est guère signalée par les auteurs, m'a été indiquée par M. le professeur Potain dans une communication orale qu'il a bien voulu me faire. Mais dans les cas que j'ai cités, cet œdème est survenu avant toute tentative opératoire et jamais après. On comprend toute la gravité de cet œdème par infiltration survenant après la thoracentèse ; de peu d'importance, lorsque cet épanchement sous-cutané est limité, il peut devenir le point de départ d'une inflammation redoutable lorsque l'infiltration acquiert une certaine étendue.

Enfin on a observé souvent de l'œdème dans les pleurésies simples après l'application d'un ou plusieurs vésicatoires. Ici cet œdème est survenu avant l'application de tout emplâtre et le plus souvent sans qu'aucun n'ait jamais été appliqué. Dans un seul cas l'œdème est survenu après l'application d'un vésicatoire, mais il a continué à augmenter alors même que la plaie était guérie.

CHAPITRE V

PATHOGÉNIE DE L'ŒDÈME.

Mais quelle est la cause de cet œdème diffus dans les pleurésies séro-fibrineuses? Voyons d'abord comment il se produit dans la pleurésie purulente. Là l'œdème se développe de la même façon qu'il apparaît au niveau du tissu cellulaire sous-cutané dans les abcès profonds des membres. Il est un indice de compression, il survient par l'obstacle à la circulation du retour du sang dans les veines de la paroi thoracique qui sont comprimées par l'épanchement A cette compression se joint la propagation de l'inflammation de la plèvre costale aux couches musculaires et au tissu cellulaire sous-cutané. Quelquefois le pus lui-même, contenu dans la cavité pleurale, perfore la plèvre costale et détruit en un point les fibres musculaires d'un espace intercostal, vient fuser entre les interstices musculaires pour former une collection purulente superficielle.

Dans les pleurésies séro-fibrineuses, cette explication ne peut convenir. On ne peut invoquer la propagation de l'inflammation pleurale aux différentes couches de la paroi thoracique. S'il en était ainsi, on devrait trouver cet œdème beaucoup plus souvent dans les nombreuses pleurésies que l'on observe. Cette complication existe cependant; elle a fait le sujet d'un mémoire publié par Leplat dans les archives de médecine « sur les abcès de voisinage dans la pleurésie », et le sujet d'une thèse (Thèse de Legrand, 1876). Dans toutes les observations rapportées il ne s'agit que d'abcès et non point d'œdème, comme dans les cas que j'ai cités où il n'y avait aucun trouble inflammatoire.

On ne peut pas non plus mettre l'œdème sur le compte de la cachexie, ou sur le compte du décubitus latéral du côté où siège l'épanchement.

Si l'œdème cachectique, localisé aux jambes et aux parties déclives du tronc, quelquefois sur le côté si le malade garde de préférence le décubitus latéral, est fréquent dans les pleurésies chroniques symptomatiques de tuberculose ou de cancer, il est rare dans les pleurésies simples. Du moins on ne peut l'invoquer dans les pleurésies dont je rapporte l'observation.

Il faut donc rechercher une autre cause de cet œdème. Si l'on parcourt les faits relatés plus haut, on est frappé d'une chose, c'est de l'abondance de l'épanchement dans chaque cas.

Dans l'observation I, la thoracentèse avait fourni

en une seule séance cinq litres de liquide; de plus il est noté dans l'observation que le cœur était fortement refoulé à droite. Le lendemain de la ponction on constate la disparition presque complète de l'œdème.

Dans l'observation II il est signalé qu'il y avait de la matité dans toute l'étendue de la cavité pleurale droite, tant en avant qu'en arrière. On retire un litre de liquide séreux. Le malade est peu soulagé, preuve que ce qu'il reste d'épanchement est encore considérable. La dilatation du thorax à droite est encore manifeste, elle dépasse de 0,09 la demi-circonférence du côté gauche. L'œdème de la paroi thoracique semble même avoir augmenté. Une seconde thoracentèse est indiquée, mais elle est remise au lendemain. Le malade à une syncope dans la journée et meurt subitement. A l'autopsie on trouve trois litres de liquide dans la poitrine.

Ce cas montre une fois de plus qu'un épanchement situé à droite peut entraîner la mort subite tout aussi bien qu'un épanchement situé à gauche et qu'il ne faut jamais remettre la thoracentèse lorsque celle-ci est déclarée urgente. Ici donc, encore épanchement considérable de quatre litres y compris le litre qu'on a retiré par la thoracentèse.

Dans l'observation III, on signale la matité complète du côté droit depuis un certain temps. Pour diminuer la dyspnée, on retire dans une première ponction 300 gr. de liquide séreux, et dans une deuxième 800 gr. L'œdème de la paroi thoracique persiste ; il y a élargissement des espaces intercostaux et même une sorte de fluctuation à leur niveau. Le malade meurt d'une cirrhose et on trouve à l'autopsie trois litres de liquide séreux.

Dans l'observation IV de mon collègue et ami Binet, la matité remontait jusqu'à deux travers de doigts de la clavicule gauche; le cœur était dévié sur le bord droit du sternum. Il y avait de l'œdème des jambes en même temps que de l'œdème de la paroi thoracique. L'épanchement est évalué à plus de deux litres de liquide. La thoracentèse est faite d'urgence; on retire 800 gr. d'un liquide hémorrhagique. Dans une deuxième thoracentèse, on retire 500 gr. de liquide.

Dans l'observation V de M. Dieulafoy, la matité est encore considérable ; le cœur est dévié jusqu'au bord droit du sternum. L'épanchement est évalué à plus de deux litres.

Dans l'observation VI, où la thoracentèse est faite le soir même de l'entrée du malade dans le service de M. Dieulafoy, la matité remontait jusque sous la clavicule. Une deuxième ponction est faite le lendemain matin et une troisième le surlendemain. L'œdème disparaît douze heures après.

Ainsi, dans toutes ces observations, l'œdème de la paroi thoracique coïncide avec un épanchement considérable de deux, trois, quatre litres et plus; dans presque toutes, la thoracentèse est faite peu de temps après l'entrée du malade. — Une telle coïncidence me paraît donner l'explication de la pathogénie de l'œdème dans les pleurésies simples. On sait que dans les épanchements pleuraux le liquide, pour peu qu'il soit abondant, exerce une certaine compression aussi bien sur les différents organes contenus dans la cavité thoracique que sur les parois de cette cavité. D'une part, le cœur et tous les organes contenus dans le médiastin sont comprimés et refoulés du côté opposé ; d'autre part, le diaphragme est plus ou moins abaissé, les côtes son soulevées et rejetées en dehors, les espaces intercostaux élargis et effacés. Dans ces espaces rampent les vaisseaux et nerfs intercostaux compris entre deux couches musculaires qui les protègent dans une grande partie de leur étendue. Mais, dans le tiers postérieur de l'espace, le muscle intercostal interne cesse tout à coup et fait place à une lamelle fibreuse qui s'étend de l'angle des côtes jusqu'au rachis ; les veines intercostales ne sont donc séparées de la plèvre pariétale que par cette lame fibreuse. Pour peu que l'épanchement soit considérable, qu'il occupe toute la gouttière costo-vertébrale de bas en haut, si d'autre part on y joint le décubitus du malade du côté de l'épanchement, la compression aura fatalement lieu, la stase dans les veines et les lymphatiques intercostaux se produira, et comme ces vaisseaux ramènent le sang des parois thoraciques, l'œdème diffus se produira nécessairement dans cette région.

On objectera peut-être qu'on voit rarement l'œdème même dans les épanchements très abondants.

Peut-être qu'il y a là une autre cause qui s'ajoute à la première pour produire ce phénomène. Il faudrait voir si dans de tels cas la pression intra-thoracique n'est pas très élevée ; je regrette de ne pas avoir songé à la mesurer, dans le cas que j'ai observé, à l'aide du manomètre de M. le professeur Potain. En tout cas, l'œdème paraît coïncider avec des épanchements très notables.

Dans les pleurésies cancéreuses, l'explication de l'œdème est un peu différente. La compression des veines intercostales par les tumeurs cancéreuses disséminées sur la plèvre pariétale suffit pour comprendre le mécanisme de cet œdème. Cependant, comme le fait remarquer R. Moutard-Martin dans sa thèse sur les pleurésies hémorrhagiques, « l'œdème s'est montré dans différentes observations où il n'était pas possible d'expliquer son développement par la présence de noyaux cancéreux comprimant les vaisseaux intercostaux. Mais la plèvre était, dans ces différents cas, très épaissie, et cet épaississement pourrait suffire à expliquer la production du phénomène. Il existe cependant quelques faits où cette explication ne saurait convenir. » Peut-être dans ces faits faudrait-il invoquer l'œdème dû à l'abondance de l'épanchement ou n'y voir qu'un œdème cachectique. La question est complexe ; souvent les ganglions du médiastin sont envahis par le cancer, compriment les veines et contribuent ainsi à produire l'œdème.

CHAPITRE VI

VALEUR DIAGNOSTIQUE.

On voit donc que l'œdème de la paroi thoracique s'observe non seulement dans les pleurésies purulentes, mais aussi quelquefois dans les pleurésies non suppurées, soit séro-fibrineuses, soit hémorrhagiques. Par ce fait qu'il se rencontre rarement dans ces pleurésies, il ne s'ensuit pas qu'on doive le négliger. Peut-être l'a-t-on laissé passer inaperçu, parce qu'on ne l'a pas recherché. Avant que E. Moutard-Martin eût signalé la fréquence de l'œdème de la paroi thoracique dans la pleurésie purulente, les auteurs le notaient rarement, parce qu'ils y prêtaient peu d'attention ou ne le recherchaient pas.

Ce signe ne serait qu'une curiosité de sémiologie s'il n'avait une double portée diagnostique d'une valeur considérable. D'abord, il montre que l'œdème simple ne suffit pas pour affirmer la qualité de l'épanchement; il serait téméraire alors de pratiquer l'opération de l'empyème avant de s'être assuré par la thoracentèse de la nature du liquide pleural.

On ne pourra guère se fier à la disposition de l'œdème qui, plus limité, siège habituellement au-dessous et au niveau du bord postérieur de l'aisselle dans la pleurésie purulente. Ce sont là des caractères différentiels bien faibles. On ne pourra se fier davantage aux phénomènes généraux, qui sont incertains et trompeurs, quoique les frissons répétés soient un bon argument en faveur de la purulence; mais on les a observés quelquefois dans des pleurésies simples. Seul, l'œdème acuminé, fluctuant, formant une tuméfaction réductible par la pression, est un signe presque pathognomonique de pleurésie purulente. On ne pourrait hésiter qu'avec ces abcès de la paroi thoracique consécutifs à la pleurésie simple, sans communication avec la cavité pleurale et qui, pourtant, sont en partie réductibles, parce qu'ils sont le plus souvent sous-costaux.

Outre que ces abcès sont très rares, bien qu'ils aient été signalés par quelques auteurs, Leplat entre autres, une ponction ferait lever les doutes sur la nature de la pleurésie, cause de l'abcès pectoral.

On ne confondra pas l'œdème qu'on observe dans les pleurésies avec celui qu'on observe dans la thrombose de la veine cave supérieure ou des veines qui s'y rendent, dans les tumeurs du médiastin : adénopathie trachéo-bronchique, cancer du médiastin et des poumons, anévrysme de l'aorte ascendante. Dans ces conditions, l'œdème est généralisé à toute la partie supérieure du corps, à la face, aux membres supérieurs, aux parois thoraciques, en même temps qu'il y a un hydrothorax double et absence de phénomènes inflammatoires. On ne le confondra pas avec l'œdème qu'on observe dans le mal de Bright, les maladies du cœur et à la période terminale du cancer, où il est plus généralisé. On n'oubliera pas que l'œdème survient quelquefois à la suite de l'application d'un vésicatoire ou après une thoracentèse.

Mais si l'œdème simple ne peut faire préjuger rien quant à la qualité de l'épanchement, il peut avoir une valeur considérable quant à la quantité. Il indique un épanchement considérable ou tout au moins une tension intra-thoracique élevée et l'*urgence de la thoracentèse*.

CONCLUSIONS.

I. L'œdème simple de la paroi thoracique n'est pas pathognomonique de la pleurésie purulente, car il s'observe quelquefois dans les pleurésies séro-fibrineuses.

II. L'œdème acuminé avec tuméfaction fluctuante et réductible par la pression indique seul la purulence de l'épanchement ; en cas de doute et même dans tous les cas, une ponction exploratrice devra être faite avant toute tentative opératoire.

III. L'œdème simple paraît coïncider avec un épanchement abondant et indique l'urgence de la thoracentèse.

CHAPITRE VII

INDEX BIBLIOGRAPHIQUE.

ANDRAL. — Clinique médicale, t. II.

ARNAULT DE LA MÉNARDIÈRE. — Cancer de la plèvre, thèse de 1874.

BINET. — Pleurésies observées dans le service de M. le docteur Dieulafoy, en 1883. Archives de médecine, avril 1884.

CHOMEL. — Art. Pleurésie du Dictionnaire de médecine, t. XXV.

CRUVEILHIER. — Art. Pleurésie du Dictionnaire de 1835.

DAMASCHINO. — Pleurésie purulente, thèse d'agrégation de 1869.

DIEULAFOY. — Pathologie interne, 2e édition.

FERNET ET D'HEILLY. — Art. Pleurésie du Dict. Jaccoud.

FRAENTZEL. — Pleurésie dans Handbuch von Ziemssen.

GARDIN. — Œdème dans la pleurésie, thèse de 1877.

GRISOLLE. — Pathologie interne.

HARDY ET BÉHIER. — Pathologie interne.

HOMOLLE. — Revue générale sur les pleurésies dans Revue de Hayem, 1880.

HOMOLLE. — Tensions intra-thoraciques dans les épanchements pleuraux. Revue de médecine, 1879.

LEPLAT. — Abcès de voisinage dans la pleurésie. Archives de médecine, 1865, t. I, p. 403 et 565.

LEGRAND. — Abcès des parois du thorax. Thèse de Paris, 1876, nº 122.

E. MOUTARD-MARTIN. — Pleurésie purulente, 1872.

R. MOUTARD-MARTIN. — Pleurésies hémorrhagiques, 1878.

RATHERY. — Pathogénie de l'œdème. Thèse de concours 1872.

TABLE DES MATIÈRES.

Paris. — A. PARENT, imp. de la Fac. de médec., A. DAVY, successeur,
52, rue Madame et rue M.-le-Prince, 14.

www.ingramcontent.com/pod-product-compliance
Ingram Content Group UK Ltd.
Pitfield, Milton Keynes, MK11 3LW, UK
UKHW021120230726
13926UKWH00002B/572